了不起的中国

—— 古代科技卷 ——

中医中药

派糖童书　编绘

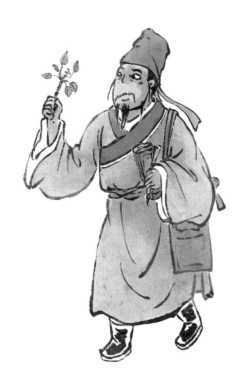

化学工业出版社

·北京·

图书在版编目(CIP)数据

中医中药/派糖童书编绘.—北京:化学工业出版社,2023.11
(了不起的中国.古代科技卷)
ISBN 978-7-122-44215-4

Ⅰ.①中… Ⅱ.①派… Ⅲ.①中国医药学-青少年读物 Ⅳ.①R2-49

中国国家版本馆CIP数据核字(2023)第180583号

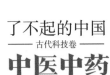
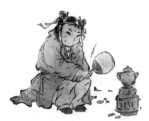

了不起的中国
——古代科技卷——
中医中药

责任编辑:刘晓婷　　　　　　　　　　　　　责任校对:王　静

出版发行:化学工业出版社(北京市东城区青年湖南街13号　邮政编码100011)
印　装:北京尚唐印刷包装有限公司
787mm×1092mm　1/16　印张5　2024年1月北京第1版第1次印刷

购书咨询:010-64518888　　　　　售后服务:010-64518899
网　　址:http://www.cip.com.cn
凡购买本书,如有缺损质量问题,本社销售中心负责调换。

定　价:35.00元　　　　　　　　　　　版权所有　违者必究

前　言

几千年前，世界诞生了四大文明古国，它们分别是古埃及、古印度、古巴比伦和中国。如今，其他三大文明都在历史长河中消亡，只有中华文明延续了下来。

究竟是怎样的国家，文化基因能延续五千年而没有中断？这五千年的悠久历史又给我们留下了什么？中华文化又是凭借什么走向世界的？"了不起的中国"系列图书会给你答案。

"了不起的中国"系列集结二十本分册，分为两辑出版：第一辑为"传统文化卷"，包括神话传说、姓名由来、中国汉字、礼仪之邦、诸子百家、灿烂文学、妙趣成语、二十四节气、传统节日、书画艺术、传统服饰、中华美食，共计十二本；第二辑为"古代科技卷"，包括丝绸之路、四大发明、中医中药、农耕水利、天文地理、古典建筑、算术几何、美器美物，共计八本。

这二十本分册体系完整——

从遥远的上古神话开始，讲述天地初创的神奇、英雄不屈的精神，在小读者心中建立起文明最初的底稿；当名姓标记血统、文字记录历史、礼仪规范行为之后，底稿上清晰的线条逐渐显露，那是一幅肌理细腻、规模宏大的巨作；诸子百家百花盛放，文学敷以亮色，成语点缀趣味，二十四节气联结自然的深邃，传统节日成为中国人年复一年的习惯，中华文明的巨幅画卷呈现梦幻般的色彩；

书画艺术的一笔一画调养身心，传统服饰的一丝一缕修正气质，中华美食的一饮一馔（zhuàn）滋养肉体……

在人文智慧绘就的画卷上，科学智慧绽放奇花。要知道，我国的科学技术水平在漫长的历史时期里一直走在世界前列，这是每个中国孩子可堪引以为傲的事实。陆上丝绸之路和海上丝绸之路，如源源不断的活水为亚、欧、非三大洲注入了活力，那是推动整个人类进步的路途；四大发明带来的文化普及、技术进步和地域开发的影响广泛性直至全球；中医中药、农耕水利的成就是现代人仍能承享的福祉；天文地理、算术几何领域的研究成果发展到如今已成为学术共识；古典建筑和器物之美是凝固的匠心和传世精华……

中华文明上下五千年，这套"了不起的中国"如此这般把五千年文明的来龙去脉轻声细语讲述清楚，让孩子明白：自豪有根，才不会自大；骄傲有源，才不会傲慢。当孩子向其他国家的人们介绍自己祖国的文化时——孩子们的时代更当是万国融会交流的时代——可见那样自信，那样踏实，那样句句确凿，让中国之美可以如诗般传诵到世界各地。

现在让我们翻开书，一起跨越时光，体会中国的"了不起"。

目 录

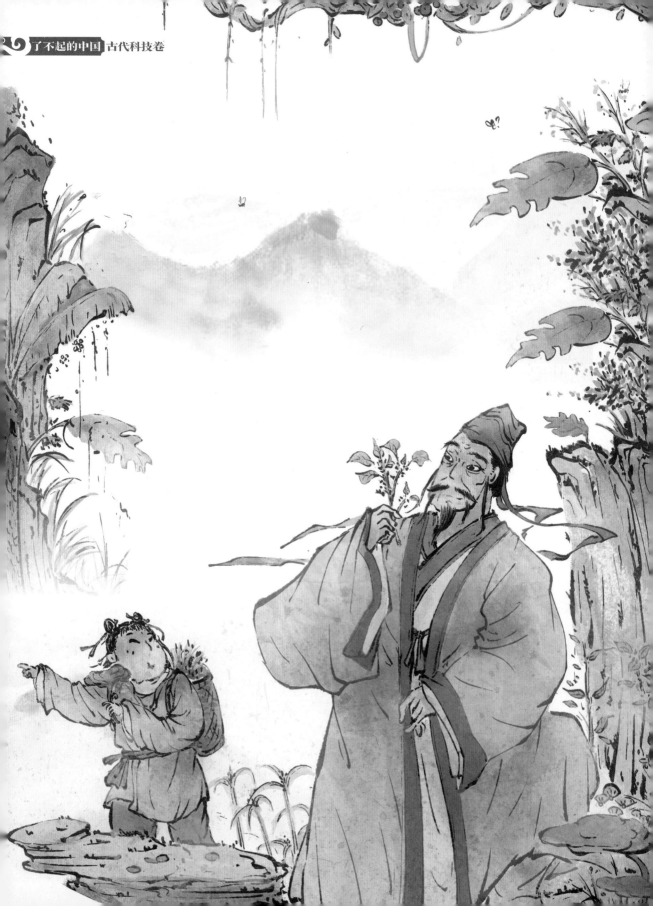

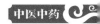

导 言

一些小朋友最害怕喝汤药，都说汤药很苦，很难喝。这时爸爸妈妈就会说："良药苦口利于病，把药喝了病才会好呀！"像这样的"至理名言"还有很多，听得小朋友耳朵都起茧子了。一定会有小朋友端着药碗想：为什么有的药是一片一片的，有的药是胶囊，有的却是苦药汤呢？为什么有的病需要去医院"吊水"，有的却需要看中医呢？什么是中医？

中医是我国的传统医学，自原始社会，中医就已经萌芽，经过人们的不断总结，中医理论到春秋战国时期已基本形成。毫不夸张地说，中医的发展史不少于五千年，也因中华文明一脉相传，从没中断的缘故，中医传承至今天。

中医脱胎于自然，中医对人身体的理解来源于自然变化，对疾病的认知和治疗同样也是来源于自然。中医的治法、药材也取自自然。现在，我们头脑中浮现出薄雾缥缈的山林，仙风道骨的老医生和他的弟子们正在辨识药材，他们手里拿着的，也许就是几十里外有腰伤的樵夫站起来的希望，也许就是治疗山脚下的妇人寒证的良方，也许就是高热不退的商旅能活着回到家乡的救命药。

中医中药不仅是中华瑰宝，也是世界瑰宝。下面让我们一起来认识中医中药吧！

中医的由来

无论是谁，不管多么强壮，都会生病，也会受伤。聪明的人类想要救自己，希望能减轻病痛，恢复健康。所以，从原始社会开始，人类就在寻找各种治疗救助自己的方法。

草药的发现

在原始社会，由于生产能力有限，抓捕野兽的工具简陋，人们能获得的食物特别少，不够填饱肚子。为了不被饿死，人们不得不寻找更多的食物，采集野果、野草、树皮等。这些采集来的植物有的有毒，有的无毒，人如果不小心吃了有毒的，就会呕吐、拉肚子，甚至中毒死亡。比如不小心吃到没有成熟的龙葵就会中毒，吃到大黄就会拉肚子。但同时，生病的人也可能会因为不小心吃到某种植物，使得症状减轻了，甚至恢复了健康。高兴之余，人们将这些能减轻病痛的植物记录下来，一代代流传，这就是草药最早的由来。

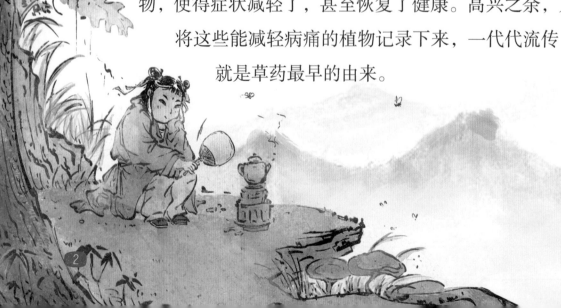

◎ 神农尝百草

在草药的发现过程中，有一个人的贡献特别大，他就是炎帝神农氏。神农氏是著名的部落首领，相传他为了试验草药的效果，便把自己当成"小白鼠"，亲尝百草。他曾经一天中毒七十次，却也往往能在毒草旁边找到解毒的草药。之后的人们通过实践总结了大量经验，写成了《神农本草经》一书，成为后世中药学的源头。

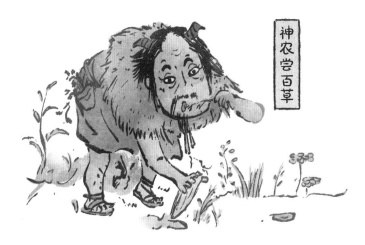

◎ 《神农本草经》

《神农本草经》这本书可不是炎帝神农氏写的，它成书于汉代，是后人对中药学进行的归纳总结。《神农本草经》是我国最早的中药学著作，其中记载了 365 味中药材，每味药材的药性、毒性、服用方法、怎样搭配使用等，书中都有解释，流传两千多年，仍在指导今天的医生用药。

治疗方法的发现

一万多年前，人类从旧石器时代过渡到新石器时代，中医的很多治疗方法可以追溯到那个时候，那时的古人还在用火烤猎物来吃。比如一个腰痛的人无意中躺在了被火炙烤得很热的石头上，竟然感觉疼痛缓解了，慢慢地，人们便记住了热敷法。再比如人们受了伤，有的皮肉发炎腐烂，用石刀割去，或者刺破放出脓血，反倒有利于恢复健康，砭（biān）石法便保留了下来。现在陕西的医史博物馆中，还藏有新石器时代的砭石。山东龙山文化遗址中，出土了同样是新石器时代的精巧的红砭石手术刀。

黄帝与中医

炎帝神农氏在中药上有着不凡的成就，黄帝也在中医学上作出了杰出的贡献，相传《黄帝内经》就是根据黄帝与岐伯对医理的问答编制而成的。

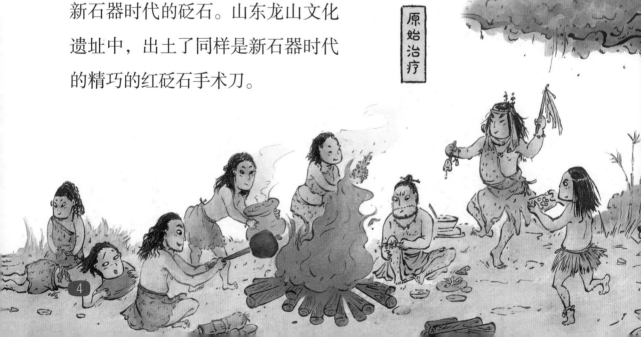

原始治疗

巫师与医生

远古时代的人们认为生病是神明降下的灾祸，或者是鬼怪的骚扰，所以生病时就去找巫师来解决，那个时候的巫师就兼有医生的职责。医的古字有一种就是"毉（yī）"。巫师在施法的过程中也会给病人喂药，如果病人康复了，一则是精神作用，二则就是药起了作用。

药材遗迹

在商朝遗址中，人们发现了酿酒的场所，还有大量饮酒的器具。有趣的是，在这些遗迹中，还发现了一些药材，比如桃仁、李仁、大枣、大麻籽等。有学者推断，商朝已经有了大量明确药效的中药材。

最早的名医

我国夏、商、周时期，医学技术得到了重大发展，有一个重量级人物为中医发展作出了巨大贡献，他就是商朝的伊尹。伊尹是一位政治家，他辅佐商汤推翻了夏朝，建立了商朝，同时他也是一位大巫师，他在侍奉神灵的同时也在治病救人。最有意思的是，伊尹还是一位大厨师和美食家，他擅长烹饪，并用烹饪技巧处理药材，相传他是最早加工出汤药的人。自他之后，汤药才在中医临床中大量应用，这种液体汤水的形态一直保留到今天。

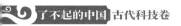

🌀 伊尹的药

"尹"字在《说文解字》中解释为"治"，其甲骨文看起来就像一只手拿着一根治病的针，可以证明伊尹的高大形象和他治病救人的行为是分不开的。

众多典籍公认伊尹是汤药的始祖，汤药为什么好？就是因为远古时的人们只知道一种药材治一种病，生病了就找这种药材来吃。人们生啃一些植物的茎啊、根啊、种子啊，不仅很难下咽，药效也很有限。而汤药则把很多药材配伍好，有主角，也有配角，搭配在一起能起到更大的作用，一些有毒药材的毒性也会在加热的过程中减弱。煮熟喝汤，服用方便，这下再也不用担心病没治好，又把牙硌坏了。

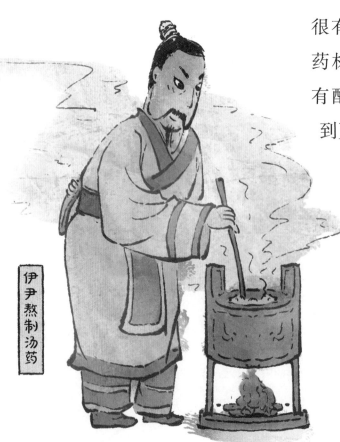

伊尹熬制汤药

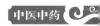

中医的基本理论

《黄帝内经》里说："人与天地相参也，与日月相应也。"参，不要简单理解为参照，它还有应和的意思，相参和相应有着相似的意思。中医认为，人是大自然的一个缩影，人与大自然普遍联系，相互作用，大自然的基本变化规律是什么样的，人的生长规律就是什么样的。推而广之，人的生长规律应符合大自然的规律，即"天人合一"，这是将生命过程及其运行方式与自然规律进行类比，是以自然法则为根本，以人事法则为归宿的系统理论。

尊重自然

因为生命来源于大自然，并与大自然相呼应，所以，尊重自然成为我们自古倡导的理念。我国有"天人合一"的理论，也有从自然出发总结的二十四节气，这些都是通过判断阴阳互动、自然循环总结的人们生活、劳作的规律。

应时而为

中医经常劝诫人们按四时保养，比如"春捂秋冻"，就是春天不要早早脱下厚衣服，秋天不要过早捂得严严实实，及时增减衣物，适应气候变化才能保证健康。俗语里有"白露身不露，寒露脚不露"的说法，现在很多年轻人入了冬还穿着破洞牛仔裤，露着脚脖子，要小心生病哟！

自然与健康的关系

《吕氏春秋》中说："天生阴阳、寒暑、燥湿，四时之化，万物之变，莫不为利，莫不为害。"又说："大甘、大酸、大苦、大辛、大咸，五者充形则生害矣；大喜、大怒、大忧、大恐、大哀，五者接神则生害矣；大寒、大热、大燥、大湿、大风、大霖、大雾，七者动精则生害矣。"明确说明了自然变化会对人的身体健康产生影响，比如一个人顿顿都要吃水煮鱼配咸菜加臭豆腐，饮食口味过重，就会对身体产生危害；情绪上的突然变化，比如中了彩票非常高兴，突然弄丢了东西而万分悲伤，突然又做了亏心事十分恐惧，就会损伤身体；天气热得受不了，冷得受不了，极其干燥或极其潮湿，雾霾（mái）严重，等等，这些都易使身体生病。

因此，自然同人体的健康有着密切的联系，人体要想获得健康，需要顺应自然，在自然中获取保持健康的方法。

🌀 人是一个整体

在中医理论中，人被看作一个整体，每一个部位都同其他部位存在关联，如头痛不会仅仅是头的问题，腹痛也不可能只是腹部的问题。中医在治疗这些病症时，往往会追本溯源，寻求最根本的病因，而不会只是看病症的表象就下药。

中医理论不会将人体看作是器官的组合体，因为人体的各个器官由经络连接，就如同每个城市都有道路相连一样，一个地方出了问题，往往不只是这个地方出现病状，也会影响到其他部位，所以，中医治病会更加细致入微。

阴阳五行

阴阳

《周易·系辞》中说："一阴一阳谓之道。"阴阳论揭示了世间一切事物存在着对立统一的辩证关系。

阴阳五行学说是中国传统文化的重要组成部分，对中医有着深远的影响。

中医信奉阴阳五行学说，认为人体同自然一样，存在着阴与阳这两种既相互联系又相互对立的力量，同时也具有金、木、水、火、土这五种属性。因此在中医治病的过程中，讲究对症下药，以阴阳五行相生相克来取得平衡，最后达到祛病的目的。

简单来说，人体内的物质，比如血液、尿液、汗液、唾液等都属阴，而那些非物质的东西，比如力量、功能、气被视为阳，阴阳失衡就会导致生病。

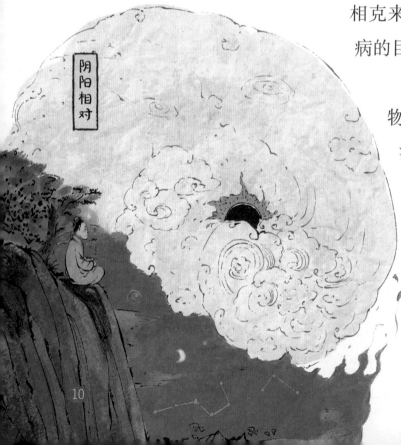

阴阳相对

心 脾 肝 肺 肾

火 土 克 金 木 水

生 生 生 生 生

五行相生相克

🌀 五行

金、木、水、火、土是五行，我国人认为五行是构成世界的基本元素。

五行之间是相生的。木头燃烧生火（木生火），燃烧后化为泥土（火生土），泥土里有矿物和金属（土生金），温度下降时金属表面变得潮湿有水珠凝结（金生水），水滋养树木（水生木）。从这里我们可以看到，这是一个不停的循环。

同时，五行又是相克的，金属工具可以砍伐树木（金克木），树木固定泥土（木克土），土壤形成的堤坝阻挡水流（土克水），水可以灭火（水克火），火熔化金属（火克金）。所以五行相生相克，既相互促进又相互制约，维持着基本的平衡。

五行与五脏

中医认为五行对应五脏，分别是心属火、脾属土、肺属金、肾属水、肝属木。

乘侮

五行与五脏相对，当人体健康时，五行表现出正常的相生相克关系。如果人体出现疾病，五行的相生相克就会变得不正常，这就是"乘侮（chéngwǔ）"，包含"相乘"和"相侮"，其中"乘"是克制太过，"侮"是欺侮。

五行相乘是指相互克制的两方出现了恃（shì）强凌弱的状态，即克制的一方力量太大，而被克制的一方力量过小，就如同大人与小孩儿拔河，小孩儿根本无法取胜。五行相乘很容易导致体内能量的紊（wěn）乱，从而产生疾病。

五行相侮是指相克的双方克制方向发生改变，叫作"反克"，被克制的一方转变为克制的一方。如水克火转变为火克水，人的身体能量发生异常变化，自然会产生疾病。

◉ 脏腑

五脏：心、肝、脾、肺、肾。

六腑：胆、胃、小肠、大肠、膀胱、三焦。

奇恒之腑：脑、髓、骨、脉、胆、女子胞（子宫、卵巢）。

◉ 中医的脏腑理论

对于脏腑的概念，中医与西医存在着显著的不同。西医对脏腑的概念很直接，就是字面的意思，但中医则不同，加入了阴阳五行。中医研究的脏腑叫"藏象"，即通过人体的外部特征来分析脏腑的疾病。

在一些脏器的名称上，中西医也有很大差别，差别最大的当数"脾"了。中医诊断会有"脾胃虚弱"一说，脾主运化，是消化器官，对应西医中的胃、肠、肝等。而西医里的"脾"是一个淋巴器官，负责人体免疫及贮存血液的工作。

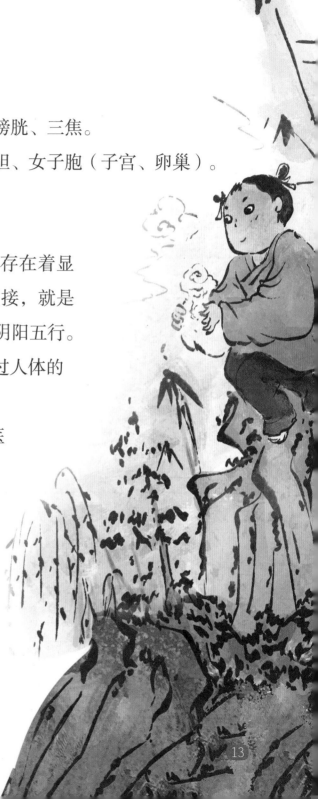

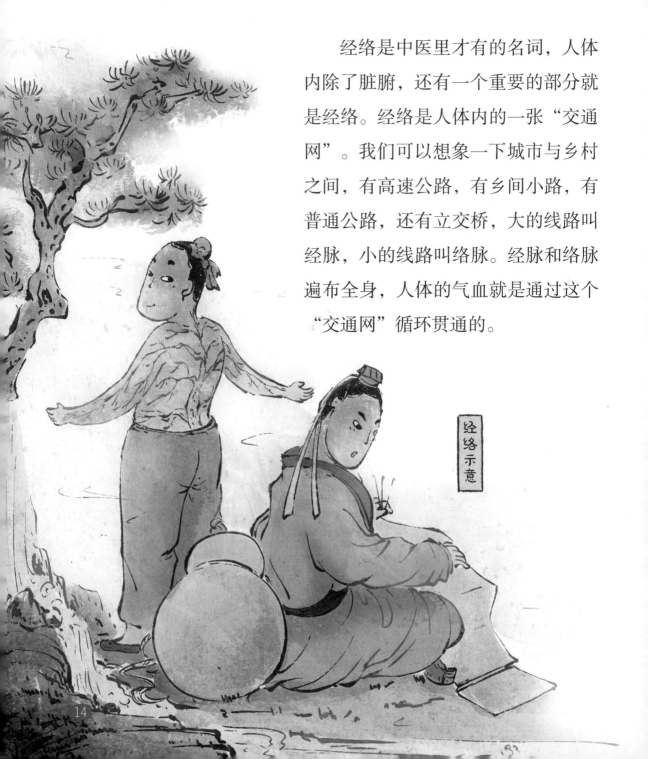

经 络

  经络是中医里才有的名词，人体内除了脏腑，还有一个重要的部分就是经络。经络是人体内的一张"交通网"。我们可以想象一下城市与乡村之间，有高速公路，有乡间小路，有普通公路，还有立交桥，大的线路叫经脉，小的线路叫络脉。经脉和络脉遍布全身，人体的气血就是通过这个"交通网"循环贯通的。

经络示意

🌀 经

人体中有正经十二条，是经络系统的主干，包括手、足三阴经和手、足三阳经。

除了正经外，还有奇经，武侠小说里说"打通了奇经八脉"，就是指这个奇经，包括督脉、任脉、冲脉、带脉、阴维脉、阳维脉、阴跷（qiāo）脉和阳跷脉八条。

打通奇经八脉

🌀 络

络就是络脉，是从经脉上分出去的支脉，大的络脉有十五条，小的又分为浮络、孙络等。我们可以想象一棵巨大的树，粗壮的树干和大枝杈是经脉，小枝杈就是络脉。

🌀 经络与脏腑的关系

经络在人体中的作用就像道路一样，它们将人体内的脏器连接起来，输以气血、营养，让人体成为一个鲜活的有机体。比如有人头痛，肠胃也随之不舒服起来，这就是经络连接下的相互作用；再比如人着了凉，肚子也会痛，也是寒气通过经络进入脏腑引起的。

穴位

我们看电视剧《武林外传》，轻功很好的白展堂最擅长的一招儿不是逃跑，而是"葵花点穴手"，点的就是人体的穴位。我们跟家人外出自驾游时，会把车停在服务区歇息。如果把高速公路比喻成人体经络，那么服务区就是人体的穴位。

医书上记载，人体的穴位不少于360个，学名腧（shù）穴，是人体脏腑经络气血输注出入的特殊部位。"腧"就是输注的意思，"穴"是空隙的意思。输注是双向的，从内通向外，反映病痛；从外通向内，接受刺激，防治疾病。从这个意义上说，穴位也是疾病的反应点和治疗的刺激点。针对穴位的治疗可以起到治病和保健的效果，针刺和艾灸都是针对穴位的治疗方法。

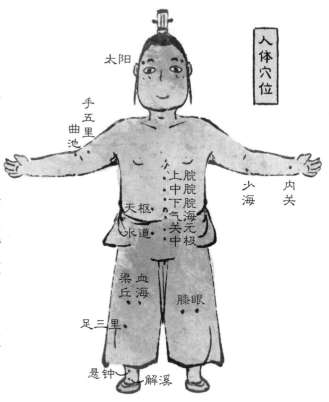

人体穴位

太阳
手五里
曲池
少海
内关
上脘
脘脘
中海
下元
天枢
气关
水道
中极
血海
梁丘
膝眼
足三里
悬钟
解溪

神奇的气血

气血是一个很神奇的词，由"气"和"血"组成。在中医理论里，它们是两种关键物质，和人体有着非常密切的关系。

气在人体内不断运动，是具有强大活力的精微物质，属于阳，是人体生命活动的基本，是生命的动力。所以，气并不只是指呼吸的气体。血则是人体的营养来源，滋养着人体。

在人体中，气血是沿着经络运行的，可以说经络是气血的运行通道。在中医里，爱发火的人通常会被诊断为"气郁化火"，这是一种病症。

那么"气血"到底是什么？

🌀 重要的气

中医里的"气"不是我们煮东西时产生的蒸汽，也不仅仅指我们呼吸的空气。

气在人体内无处不在，循环运行，虽然看不见，却对人至关重要。"人活一口气"，气要是没了，人就死掉了。

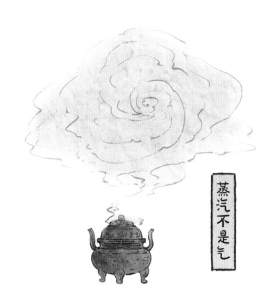

蒸汽不是气

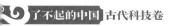

气从哪儿来

气有先天和后天之分。人生下来就有"元气"，是先天的气。后天的气是人们呼吸的气，以及饮食化生的气，叫"谷气"。

先天的气和后天的气都叫"正气"或"真气"，是人们健康的保证。身体里充满正气，人就健康，如果邪气打败了正气，人就会生病。

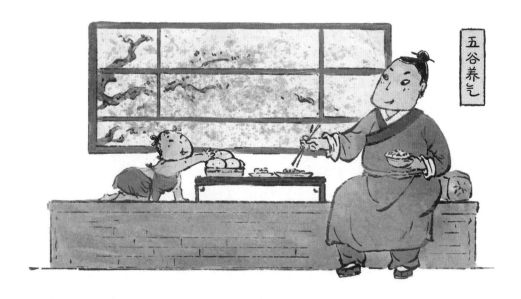

五谷养气

气在哪里

气遍布全身，不过不同部位的气，名称和职能不同。"宗气"是胸中之气，是全身的气的出发点，是气的领导，人们呼吸、说话、心脏的运行和肢体的活动都与宗气有关；"营气"行于脉中，有营养作用，是人体的动力之源；"卫气"，看名字就知道，这是像卫

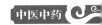

兵一样的一种气，它分布在身体表层肌肤，看管着汗毛孔，保卫着人体不受外邪侵袭；"心气"负责心脏，心气足，则心脏健康，心气不足，就会心悸、气短。另外，还有脾胃消化之气——"脾气"，中焦之气——"中气"，经络之气——"经气"等。

气的作用

气能固摄，不会"泄气"，让人体充满活力，元气十足，还能抵抗外邪，不受疾病侵害，推动人体成长发育，促进血液运行、人体代谢。

血

血和气不同，血看得见摸得着；血和气又相同，同样在全身循环运行。血是身体营养的来源，这与西医对血液的认知很相似。血在经脉中运行，带给整个身体营养和动力。同时，血足，人的精神头儿也会充足，精力就会更加旺盛。

所以，中医理论中，"气血"运行通畅、旺盛，人体就会健康；反之，人就需要调理了。

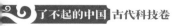

关注精神

中医讲究"形神合一","形"就是形体,"神"就是精神。中医十分重视人的精神因素,管这叫"情志"。从心理学角度治疗人体疾病,是一种非常先进的观念,而这在几千年前的中医理论中就已经确切地谈到了。

◎ 李将军射石

《史记·李将军列传》:"广出猎,见草中石,以为虎而射之,中石没镞(zú),视之石也,因复更射之,终不能复入石矣。广所居郡闻有虎,尝自射之。及居右北平射虎,虎腾伤广,广亦竟射杀之。"

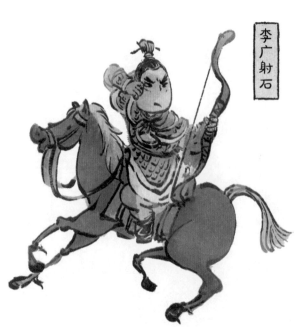

李广射石

李广就是诗句"但使龙城飞将在,不教胡马度阴山"中的飞将军。李广出自武将世家,"世世受射",箭法非常精湛。《史记》里记载飞将军李广在一次出猎时,看到草丛中似乎有一只大老虎,他张弓搭箭,

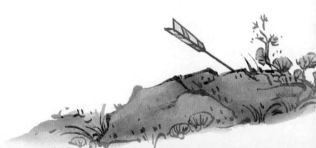

一箭射中，而且整个箭头都射进去了。待走近一看，原来并不是猛虎，而是一块大石头。当李将军知道这是一块石头后，他再射多少次，也射不进去了。

李将军的故事是典型的精神影响人体机能的例子。情志高涨，用现代医学的话说叫"肾上腺素飙升"，使人做到了难以置信的事情。

☁ 情志与健康的关系

生气就是"怒"，是人诸多情绪的一种，除此之外，还有喜、思、忧、悲、恐、惊，统称为"七情"。七情与五脏六腑有着密切的关系，影响人的身体健康。喜为心志，怒为肝志，思为脾志，悲为肺志，恐为肾志。所以，形容人高兴会说"心花怒放"；人生气会

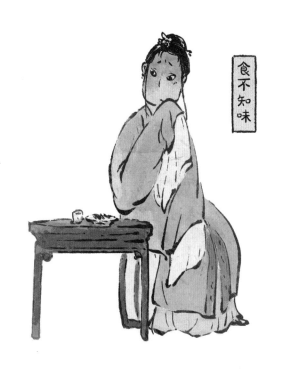

食不知味

伤肝；多思过虑会伤脾胃，容易吃不下饭，食不知味；悲伤过度就会损耗肺气；受惊吓的时候，容易损耗肾气，所以有的人会尿裤子。

强烈的情志变化、长期的不开心、高度的精神紧张都会影响人的气血运行。哪怕是十分开心的事，也会对人造成损伤。上面说过，喜为心志，但我们也听说过乐极生悲，一些人突然收到了巨大的好消息，就有可能引起心脏病突发。

生气的危害

《三国演义》里有诸葛亮三气周瑜的故事。

周瑜是孙吴的大都督，他和诸葛亮各为其主，既是盟友，也是潜在的敌人。周瑜三次用计想要谋害刘备，夺取地盘，每次都被诸葛亮化解，周瑜"赔了夫人又折兵"，还失去了地盘，最后被气得口吐鲜血，连连大喊"既生瑜，何生亮"，竟然被活活气死。

这个故事当然是小说家虚构的，那么人真的会被气死吗？根据中医里的情志理论分析，这真的是有可能的。

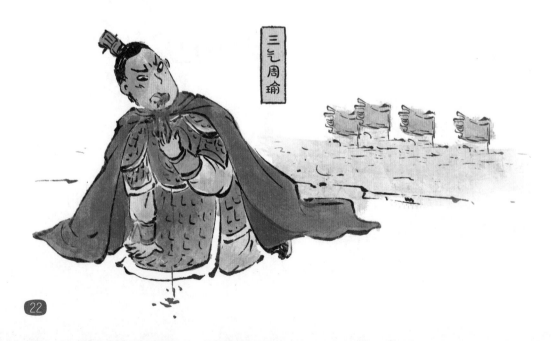

三气周瑜

怎样调养情志

我国人有句老话："笑一笑，十年少。"

保持开朗、愉快的心情状态，能让人最大限度地保持年轻，保持健康。

同时，心情平和，不轻易发怒，合理发泄坏情绪，学会倾诉，或者培养一个兴趣爱好，让自己保持愉快的心情，都能调养情志，保持健康。

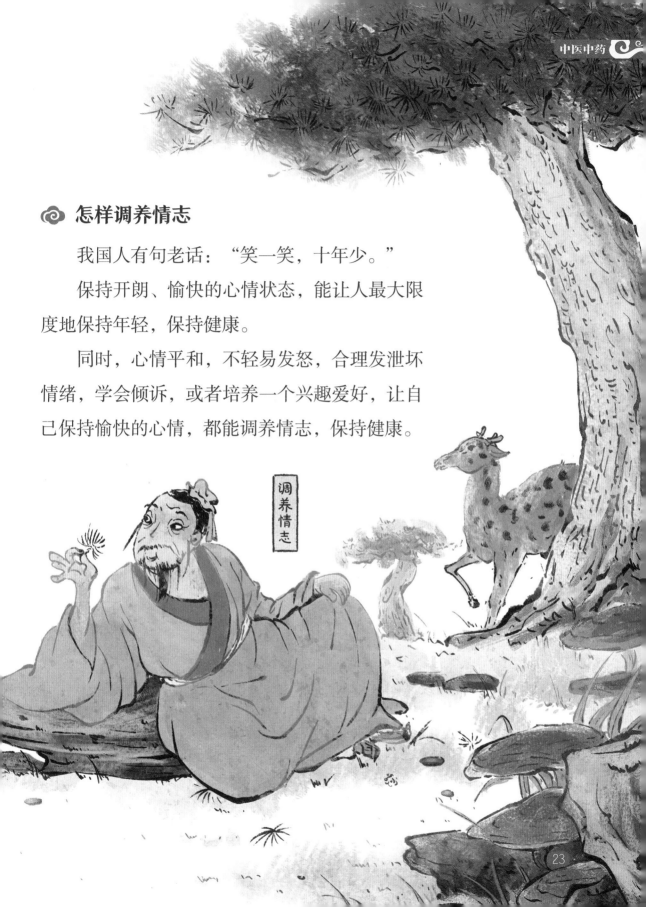

调养情志

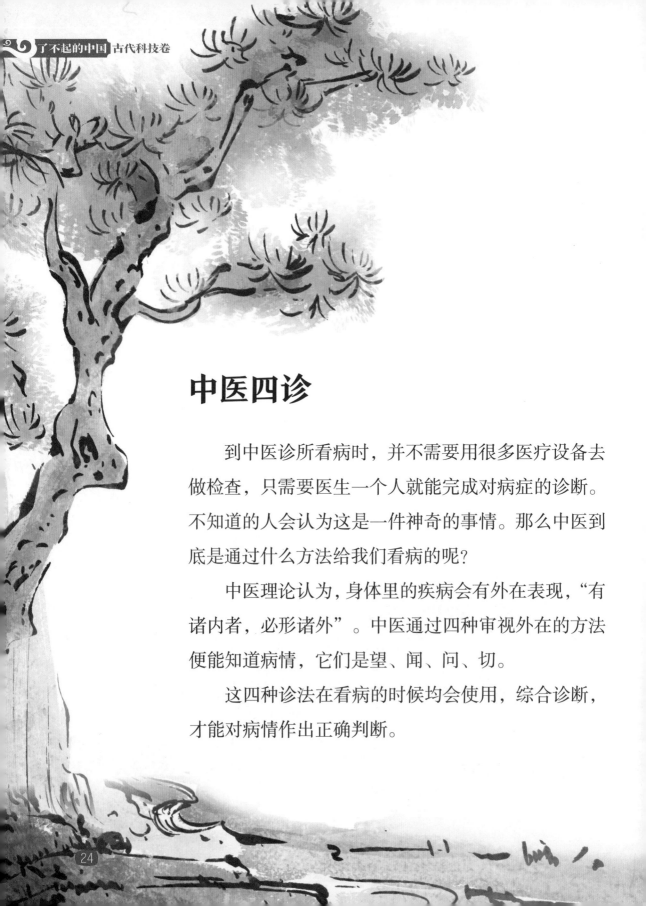

中医四诊

到中医诊所看病时，并不需要用很多医疗设备去做检查，只需要医生一个人就能完成对病症的诊断。不知道的人会认为这是一件神奇的事情。那么中医到底是通过什么方法给我们看病的呢？

中医理论认为，身体里的疾病会有外在表现，"有诸内者，必形诸外"。中医通过四种审视外在的方法便能知道病情，它们是望、闻、问、切。

这四种诊法在看病的时候均会使用，综合诊断，才能对病情作出正确判断。

◎ 四诊的原则

第一，内外综合，整体察病。

中医认为，人并不是器官的拼图，而是一个整体，人生病只是一种表象，要从表及里、内外兼顾地诊病。比如人口舌生疮，那么这仅仅是口腔问题吗？有没有可能是身体内部的病症呢？中医诊病之前，一定要保持这种警惕。

第二，寻找病因，辨证论治。

中医会详细询问病人的饮食、衣着、睡眠、劳动强度等，常常要问许许多多的问题，甚至即使病人说自己只有一个地方不舒服，中医还会问一大堆问题，连什么时候排便、粪便什么样子都会问，这是为什么呢？

原来中医这样做是在寻找病因。清朝名医喻昌在《医门法律》中说，中医"如老吏判案"，就像一个有经验的老侦探，层层抽丝剥茧，找到病因之后才能对症下药。

第三，四诊合参。

中医四诊，望、闻、问、切，哪一样医生都得会，都要严格按"流程"走，不能说只做其中一到两个，就给病人开药了。同时，疾病的症候之中还会有假象，需要综合看待，才不会出错。

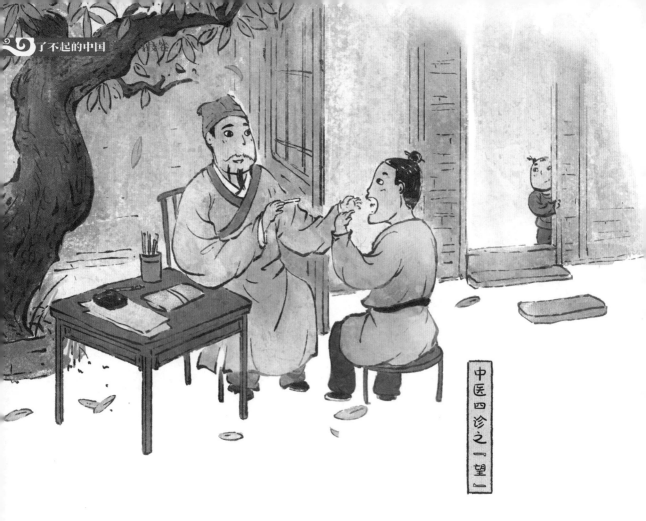

中医四诊之"望"

🌀 望

　　望就是观察，是医生观察病人的精神状态、面色和身体发育情况，还有五官等的颜色、形态，从而判断疾病。中医也会让病人伸出舌头，看看舌头的颜色、形态等。健康的舌头应该是均匀的粉红色，带有一层薄薄的白色舌苔，并且湿润适中。但如果外感高热或阴虚火旺，舌头就会呈深红色，而消化不良的人，舌头一般会呈黄白色，舌苔也比较厚。在中医诊病过程中，观察舌头是非常重要的环节，叫"舌诊"，是许多有经验的中医师诊断病情的重要参照。

☁ 闻

闻，包括用耳朵听声音和用鼻子嗅气味两种方法。听病人的呼吸、心跳、说话声调的高低、语速的快慢；闻一闻病人身上的气味，还有一些排泄物的气味，通过这些来诊断病人得了什么病。痰多、气喘等病都会让人的呼吸有杂音，而排泄物的气味更能反映出病人脏腑的问题。

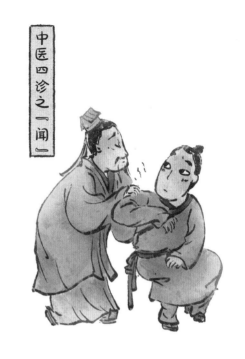

中医四诊之「闻」

☁ 问

问，是要向病人及陪同来看病的人询问病情，比如发病时间、原因、症状变化、家族病史等，更重要的还有病人平时的生活作息、饮食习惯等，这样才能整体、客观地判断病情。比如一个病人说头痛，那么是曾经受过外伤，还是受了风寒，或者并没有直接原因呢？这些都需要经过问诊才能了解。

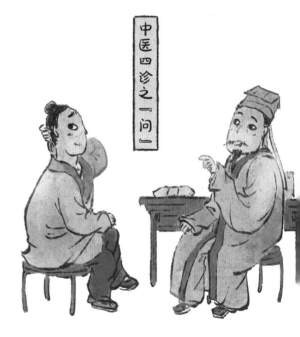

中医四诊之「问」

◎ 中医十问歌

明朝的医学家张景岳总结了前人的问诊要点，并加入自己的经验，创作出了"十问歌"：

一问寒热二问汗，三问头身四问便，五问饮食六问胸，

七聋八渴俱当辨，九因脉色察阴阳，十从气味章神见，

见定虽然事不难，也须明哲毋（wú）招怨。

后来，我国原卫生部中医司对其进行了改编和规范，现在的内容如下：

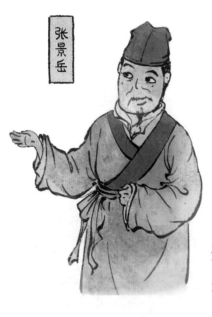

张景岳

问诊首当问一般，一般问清问有关，

一问寒热二问汗，三问头身四问便，

五问饮食六问胸，七聋八渴俱当辨，

九问旧病十问因，再将诊疗经过参，

个人家族当问遍，妇女经带病胎产，

小儿传染接种史，痧（shā）痘惊疳（gān）嗜食偏。

经过这样的修改后，中医《十问歌》变得更加规范，也更符合新时代的医学精神和科技发展。

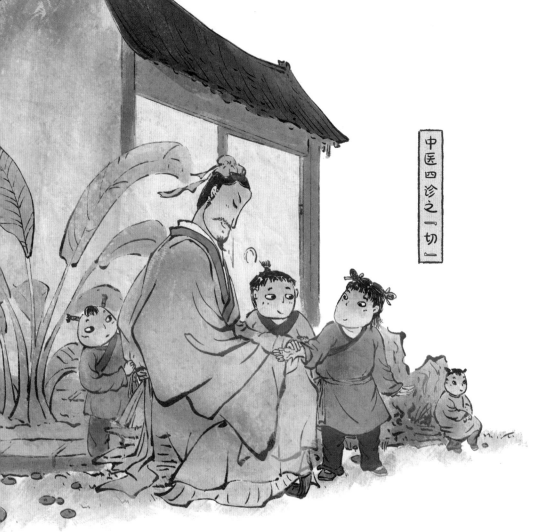

中医四诊之「切」

切

切，在中医里读 qiè，而不读 qiē，是指切脉，而不是切东西的意思。切脉，就是医生将手指搭在病人的脉搏上，通过感受脉搏的波动情况来发现病症。切脉是一种特殊的中医诊病方法，起源很早。我国现存最早的脉象学著作是《脉经》，成书于魏晋时期。诊脉的方法也有很多，中医诊病时最常用的是把寸口脉，就是把住手腕附近，而就在这方寸之间还有很多学问。

寸口脉对应位置

《脉经》是我国现存较早的脉学专著，首次系统地归纳了 24 种脉象，初步肯定了有关三部脉的定位诊断。切脉也叫"把脉""号脉"。中医把脉是左右手都把。

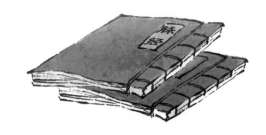

寸口脉还分寸、关、尺三部，左右手的寸、关、尺分别对应不同的脏腑，大体上是这样的：

左寸——心

右寸——肺

左关——肝

右关——脾胃

左尺——肾、膀胱

右尺——肾（命门）

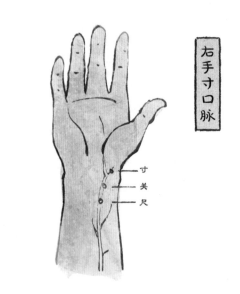

右手寸口脉

手臂较远的一端是寸部，对应的是心、肺（上焦），中间的关部对应的是脾、胃、肝、胆（中焦），近的一端是尺部，对应人体的肾、大肠、小肠、膀胱（下焦）。

切脉的力度

切脉就在方寸之间，难度已经很大了，同时还需要使用不同的力度，力度有区别，结论也就不同。

轻轻用力搭在脉上叫"浮取"，中等力度按压到肌肉位置叫"中取"，用力按压感觉到筋骨叫"沉取"。寸、关、尺三部，每一部有浮、中、沉三候，合称为"三部九候"。

在看到这些时，想必小朋友已经对切脉的高深叹为观止了。

浮取
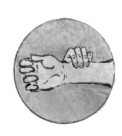

切脉方法

中取
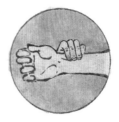

沉取
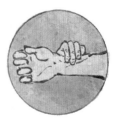

切诊的脉象分类

切诊所感知的脉搏状况叫"脉象"，脉象有很多种，如浮脉、沉脉、迟脉、数脉、细脉、微脉、弱脉、实脉、洪脉、弦脉、紧脉、滑脉、涩脉和结脉等。

切脉的要求

医生切脉时，要求安静、专注，不能乱说乱动，切脉不疼，也不难受，只需要病人平心静气地等待医生诊断。

辨证论治

中医对病人进行望、闻、问、切四诊后，就会知道病人是哪里生病了，生的是什么样的病。病人的病症表现就是"证"，中医分析这些病症后才能给出治疗方案。

辨证这个词在中医领域，就是认识、分析病症的过程。

辨证的根据

人与人不同，病与病也有差别，中医不一定会对看似得了同一种病的病人采用同样的治法。那么中医诊病的根据是什么呢？八纲。

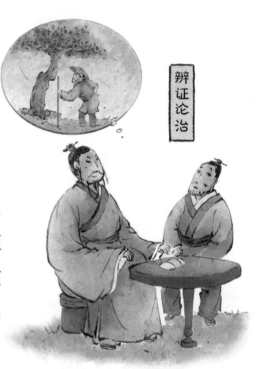

疾病的症状分表里、寒热、虚实、阴阳八类症候，这就是八纲，是辨证论治的依据。其中，阴阳是八纲的核心，表、热、实为阳，里、寒、虚为阴。

虚实

中医里的虚实同气有关，人体内的气分正气和邪气两种，当正气不足时，表现的是虚证；而邪气太盛时，表现的就是实证。正气邪气此消彼长，中医需在虚实之间作出判断，才能正确治疗。

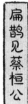

扁鹊见蔡桓公

表里

神医扁鹊面见蔡桓公时，发现蔡桓公生了病，"疾在腠（ còu ）理"，就是病在身体的表层，但不治的话就会严重。蔡桓公不理。第二次，扁鹊告诉蔡桓公："君之病在肌肤，不治将益深。"这时蔡桓公的病深入了一些，但他还是不治。第三次，扁鹊说："君之病在肠胃，不治将益深。"蔡桓公听了非常不高兴，还是不治。又过了几天，扁鹊远远地见到蔡桓公，赶忙跑掉了。蔡桓公见扁鹊跑了，就遣人去问为什么。扁鹊说："疾在腠理，汤熨之所及也；在肌肤，针石之所及也；在肠胃，火齐之所及也；在骨髓，司命之所属，无奈何也。今在骨髓，臣是以无请也。"过了一阵子，蔡桓公果然病死了。

在这个故事中我们可以看到，蔡桓公的疾病从身体的表层，转移到了里层，这就是八纲中的表里。

寒热

寒和热是疾病的属性，当人得了不同的病时，身体就会表现出不同的症状。有的病人明明在发热，但却感觉浑身发冷，还不出汗，即使再穿几件衣服或盖上被子也还是觉得冷，这就是寒证；而有的病人同样在发热，但感觉体内如同被火烤一样，口干舌燥，呼吸也非常热，面颊通红，这就是热证。

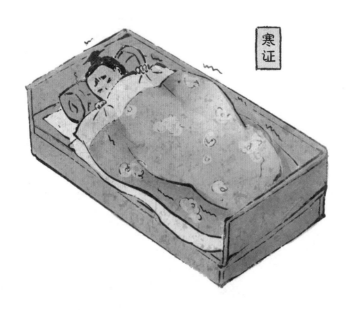

寒证

同病异治，对症下药

只有辨证论治才能治本，甚至有时病人的病情都一样，却要采用不同的治法才能治得好，这就是同病异治。《三国志·华佗传》里就记载了这样一个故事：

"府吏兒寻、李延共止，俱头痛身热，所苦正同。佗曰：'寻当下之，延当发汗。'或难其异。佗曰：'寻外实，延内实，故治之宜殊。'即各与药，明旦并起。"

兒（应为今"倪"姓，音 ní）寻和李延是地方政府的工作人员，两个人一同工作，一同生病了，都是头痛、发热，不舒服的感觉是一样一样的。两个人一同去找华佗看病。华佗诊病之后说："兒寻要拉拉肚子，李延需要发发汗。"这俩人不明白，就一个劲儿问："我们哥俩儿明明得的是一样的病，您为什么开不一样的药啊？"华佗解释说："兒寻是外实证，李延是内实证，所以治法就不一样。"于是他就给了两个人不一样的药，到了第二天早上，俩人的病都好了。

这么看来，虽然两个人的病症一样，但一个是饮食不调、肠胃不适引起的，需要吃泻药；另一个是受凉感冒，需要发汗。虽然都是实证，但实证还分内外，必须辨证下药才能治好。如果因为症状一样就吃一样的药，病是不会好的。

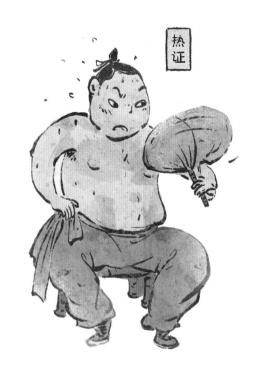

热证

治 法

中医治法有很多种，大多都特别接地气，小朋友在生活中总能见到这些方法。

口服药

一想到吃中药，小朋友是不是就想到了苦苦的汤药？

自从汤药被发明之后，一直流传了三千多年，是被人们广泛使用的一种药剂形式。

除了汤药之外，中医还有很多不同类型的口服药，片、丸、散、酒、露等都是中药制剂形式。

丸药是古代常见的一种中药剂型，有水丸、蜜丸等几种。《红楼梦》里薛宝钗吃的异香异气的冷香丸，大概是最有传奇色彩的丸药了。

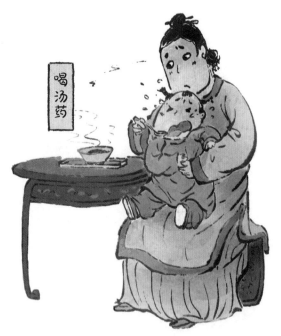

出土的商朝文物里就有酒和药，同时，古文字"医"还有一种写法"醫（yī）"，从殹从酉，酉是酒坛。可见，几千年前的人们就在用药酒治病，巫医施法时给病人灌些药酒下去，也能起到一定的麻醉作用。

膏药

膏药在古代也叫"薄贴"，是一种外用药。制作膏药时，会把中药制成膏，放在布上，制成适当大小的方块状。将膏药用火烤到软软的，就可以敷在患处了。

在战国、秦汉时期出现的医学文献《黄帝内经》《神农本草经》等著作中都有关于膏药的记载，这时的膏药，是猪脂膏之类的软膏。魏晋时期，黑膏药已经出现。唐宋时，黑膏药的制备逐渐完善，医药大为兴盛，膏药的种类随之增加，治疗的范围也越来越广，有用于跌打损伤的"止痛散瘀"膏，还有用于脓肿疖（jiē）子的"抽脓拔毒"膏。到清代，膏药已经在民间得到普遍使用，是常用的外治措施之一。

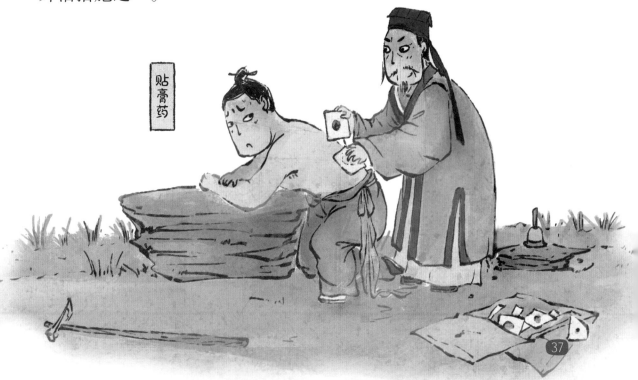

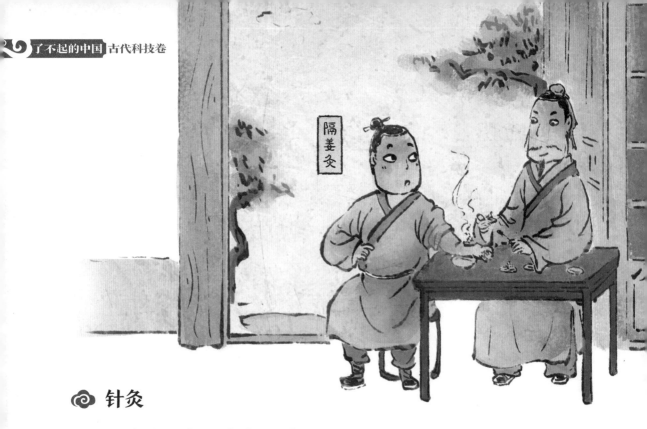

隔姜灸

针灸

　　针灸有针刺和艾灸两种。针刺很古老，远古时代人们就开始使用石针、骨针，后来中医开始广泛使用银针。针刺主要针对穴位进行治疗，手法是多种多样的。

　　艾灸是把艾叶搓成艾绒，燃烧艾绒产生热量，再靠近穴位进行治疗。艾灸的方法有很多，将一小坨一小坨艾绒放在姜片、蒜片、盐巴上进行灸疗的，分别叫作"隔姜灸""隔蒜灸""隔盐灸"；将艾条点燃靠近穴位的叫"艾条灸"；像小鸟吃食一样一会儿贴近一会儿远离穴位的叫"雀啄灸"。

拔罐

　　拔罐同针灸有相似之处，都是针对穴位治病。在古代，拔罐的罐子是用竹子做成的，材料易得，但容易开裂漏气。

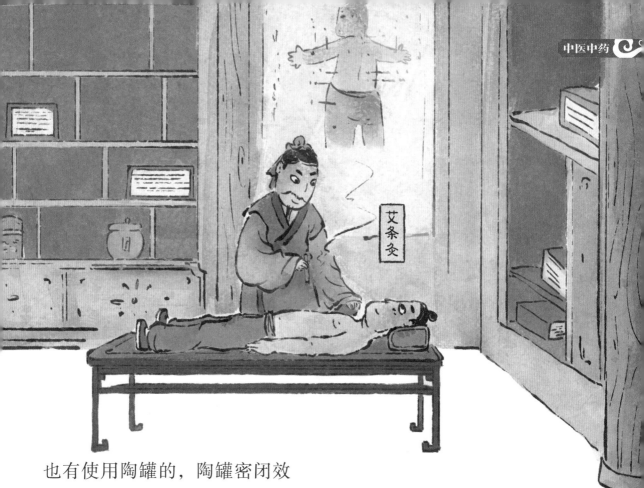

艾条灸

也有使用陶罐的，陶罐密闭效果好，只不过容易破碎，而且比较重。到了近现代，玻璃罐被应用于拔罐治疗，质量较好的玻璃罐不容易破碎，密闭效果也非常好，同时能通过透明的罐身观察皮肤变化，优点很多。

传统的拔罐是利用火的燃烧消耗掉罐内的氧气，形成相对真空的环境，罐内形成负压，使罐子在大气压的作用下紧紧吸附在皮肤上。罐内气压降低而使皮肤充血，可以起到改善局部血液循环、通经活络、祛风散寒的治疗作用。但火罐容易烧伤皮肤，不够安全，因此，现在使用更多的是抽气罐，只要用抽气泵将罐内空气抽出即可，这种方法更加方便、安全。

◎ 正骨

无论是大人还是小朋友，都可能会在运动中"伤筋动骨"。一旦骨折或脱臼（jiù），中医的治疗方法就是"正骨"。正骨法早在周朝时就已经存在了，治疗效果也非常理想。治疗时，需要有经验的中医对受伤部位进行触摸感受，找到骨折或脱臼的关节，无须通过外科手术就能让伤处复位，然后利用中医小夹板固定骨折的部位，对治疗骨伤非常有效。

◎ 推拿

推拿（或称为按摩）是一种非常古老的治病方法。人们在身体疲惫酸痛的时候，发现按揉酸痛的部位可以减轻症状，还能促进恢复，于是这种方法就流传了下来。人们用手指、手掌、手腕、手肘等很多部位搭配进行推拿，有"推按""捏筋""捏脊""拍打"等方式。

◎ 刮痧

刮痧是我国民间流传的一种简易的治病方法。具体操作是用边缘光滑的铜钱等物蘸温水或油，在病人肩、背等部位的经络穴位处刮拭，使其充血，从而达到疏通经络、活血化瘀等效果。夏季，人们容易因中暑而感觉头眩、胸闷、恶心等，用这种方法治疗效果明显。

心理暗示

西晋名士乐广有一个亲密的朋友，分别很久也不见来访，乐广去询问原因，那朋友说："前些日子去你家喝酒，正端起酒杯要喝的时候，看见杯中有一条蛇，心里十分厌恶，喝了那杯酒后，就得了重病。"乐广心里犯嘀咕，就回忆了一下当时的情景：那朋友座位旁的墙壁上挂着一张弓，弓身上用漆画着蛇。乐广猜想是弓的影子投在了杯中。于是，他再次请那位朋友在原来的地方饮酒，对朋友说道："酒杯中是否又看见了什么东西？"朋友回答说："看到的跟上次一样。"于是乐广就解释了原委，那位朋友豁然开朗，病顿时就好了。

后来人们就用"杯弓蛇影"比喻疑神疑鬼，自己吓自己。

"杯弓蛇影"是典型的惊惧致病。《红楼梦》中"心病终须心药治，解铃还是系铃人"，也表明了心理暗示的作用。

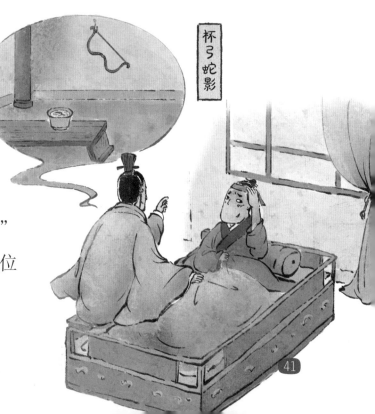

不治已病治未病

中医很有远见，不只是在人生病后给予治疗，而且还很早就提出"未病先防"的观点。预防甚至比治病更重要，这叫作"不治已病治未病"。

《黄帝内经》里说："上医治未病。"意思就是最好的医生能在人得病之前提前预防，可见中医"治未病"的理念起源于两千多年以前。

未病先防

"消未起之患，治未病之疾。医之于无事之前，不追于既逝之后。"——孙思邈。

从现在的医学观点看，小朋友从小就要吃糖丸、打疫苗，这就是一些对疾病进行免疫防范的措施。中医学领域里，"治未病"还有几个要点：没生病时预防生病（未病先防）；生病时要控制病情，不要转化成大病（既病防变）；已经生病的要尽早治疗（已病早治）。

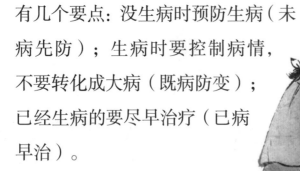

未病先防

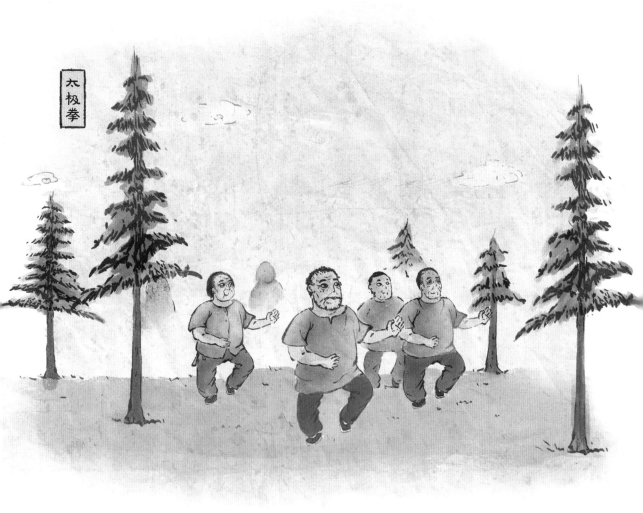

太极拳

🌀 太极拳

太极拳是我国传统武术中鼎鼎大名的一种保健方法，结合了儒、道思想和阴阳理念，是一种内外兼具、刚柔相济的拳法，坚持练习能够修身养性、强身健体。清晨，我们在公园里经常会看到一些人在打太极拳，他们就是在养生呢！

五禽戏

五禽戏相传是由我国古代的神医华佗所创,是他模仿虎、鹿、熊、猿、鸟五种动物的活动,再加上多年的医学经验,最后创编出的一套能够强身健体的动作。在这套动作中,有像老虎一样在地上爬行的,有像鹿一样抬腿的,有像熊一样打滚的,有像猿一样吊在树枝上的,还有像鸟一样展翅的。整套动作做完后,能够缓解疲劳、调节脾胃、强身健体。

《三国志·魏书·方技传》中记载,华佗将五禽戏传给了弟子吴普:"吾有一术,名五禽之戏,一曰虎,二曰鹿,三曰熊,四曰猿,五曰鸟,亦以除疾,并利蹄足,以当导引。体中不快,起作一禽之戏,沾濡(rú)汗出,因上著粉,身体轻便,腹中欲食。"吴普听从师傅的教导,一直练习五禽戏,都到九十多岁了,身体依然健朗,牙齿也很完整。

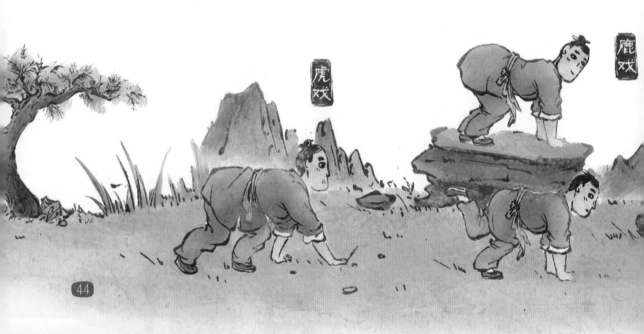

调整饮食与作息

"病从口入""日出而作，日落而息"，这些老话都是有来由的。暴饮暴食容易引发急性消化系统疾病；常年吃高热量、高脂肪的食物也会引发结肠病变；经常吃烫口的食物，容易造成食道损伤；吃冷饮太多会对身体造成很大伤害……

这些都是中医告诫我们的。吃应季食物，不吃得过饱，饭后散步舒缓，食物合理搭配，人才会健康。

保证充足的睡眠，工作、学习不过于劳累，调整好作息，这也是保持身心健康的重要方式。

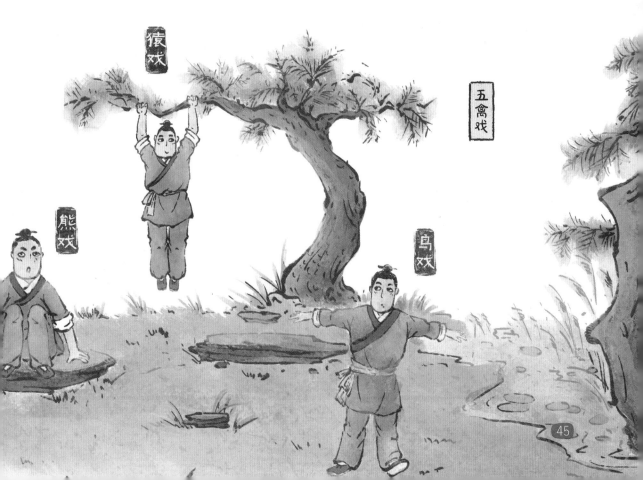

45

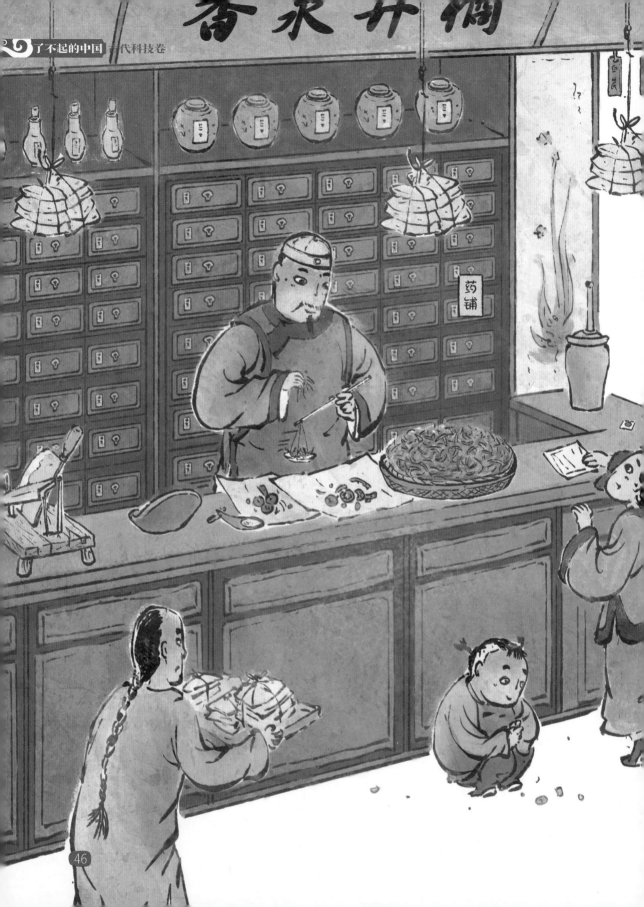

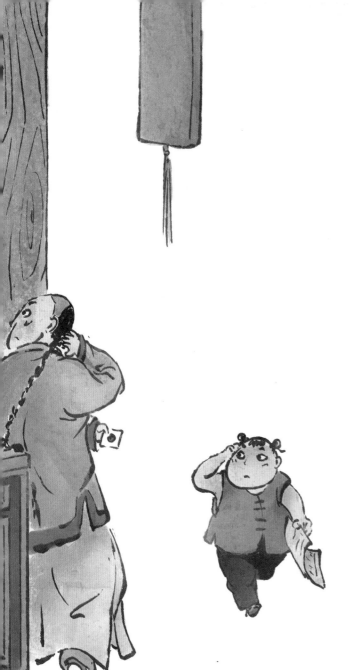

中 药

　　到中医诊所看病后，中医会开出药方，上面写着一些药名，通过药名，可以到药铺抓取相应的药物。一般药铺会将药材分开保存，放在带有一个一个抽屉的药柜中。当你抓药时，可以看到不同的药材，有的药材是花草，有的药材是矿石，有的药材则是加工后的动物制品。这些药材经过中医的调配后就形成了能够治疗相应病症的药方。

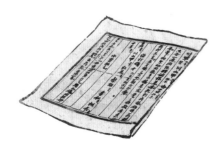

经方

中医看病之后，会给病人开方子，叫作"开药方"。药方的内容包括治病需要的药物的名称、剂量、用法和禁忌，仅仅写了药名，那可不叫药方。

一些流传久远的经典医学典籍中记载的药方被人们称为"经方"。著名的经方有小青龙汤、六味地黄丸、小柴胡汤等。

草药之称

中药有各种来源，植物、动物、矿物均可入药，其中植物居多，所以中药也会被称为"草药""中草药"。枸杞子、当归、白果、人参、菊花等是知名的植物药，鹿茸、蝉蜕、阿（ē）胶、蛇胆等是知名的动物药，滑石、硫黄、朱砂、珍珠、白矾（fán）等是知名的矿物药。

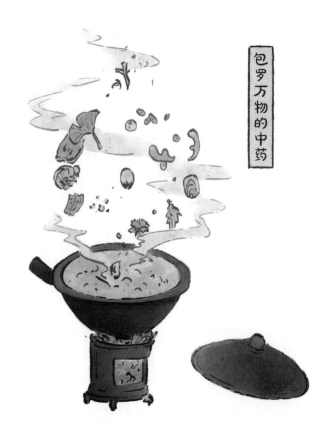

包罗万物的中药

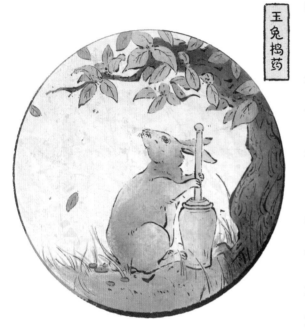

玉兔捣药

炮制

原料必须经过加工才能变成合格的中药，不然就容易腐烂变质，或不方便取用，或药效不好，或毒性很高，这种加工的过程叫"炮（páo）制"。炮制的方法特别多，包括洗、泡、淋、润、漂、炒、炙、煅、煨、蒸、煮、制霜、发酵、发芽等数十种。比如人参、枸杞子等需要干燥。

吃药有讲究

我们都知道，"是药三分毒"，即使是中药，也是如此。能吃什么药，不能吃什么药，必须遵从医嘱。有的医生还会叮嘱服药时要忌口，就是不能吃一些特定的食物，比如不能饮酒、不能吃生冷食物，一般还会忌食腥膻（shān）、油腻和有刺激性的食物。所以，服药的时候要清淡饮食，才有利身体康复。

配伍禁忌

配伍是一个典型的中医词语，就是指两种及两种以上的药物放在一起使用。

药物合用后，可能提升疗效（相须、相使），可能削弱疗效（相恶），也可能产生毒性（相反），所以中药配伍十分讲究。

配伍禁忌就是指相恶、相反的药不能配伍。目前，"十八反"与"十九畏"是中医界共同认可的中药配伍禁忌。

十八反歌诀：

本草明言十八反，半蒌（lóu）贝蔹（liǎn）及攻乌。

藻戟（jǐ）遂芫（yuán）俱战草，诸参辛芍叛藜（lí）芦。

意思是：乌头反半夏、瓜蒌、贝母、白蔹、白及；甘草反海藻、大戟、甘遂、芫花；藜芦反人参、沙参、丹参、玄参、苦参、细辛、芍药。

中药瑰宝

我国不仅是中药的发源地、最早使用地，而且也盛产中药。

宁夏的枸杞子世界闻名，它是朱红色的小小浆果，微甜，有滋补功效。

人参是"东北三宝"之一，是一种非常古老的植物。人参含有多种皂苷（gān）和多糖类成分，是大补元气的首选药。

冬虫夏草是传统的名贵中药材，也被称为"虫草"，是一种寄生于昆虫的真菌，主要产于我国青海、西藏、四川、云南等高寒地带和雪山草原。

阿胶是用驴皮熬制而成的，能补血止血，是妇科疾病的常用药。据说山东东阿县约三千年以前就开始制阿胶了。

给药取名

中药都有自己的药名，有些药名听起来挺美的，还有的很有趣。那么中药起名的根据是什么呢？

用颜色命名：白术（zhú）、黄连、紫草等。

用形状命名：长得像人的人参、长得像牛膝盖的牛膝。

用味道命名：带有甜味的甘草、带有苦味的苦参、带有腥味的鱼腥草。

用气味命名：带有香气的麝（shè）香、丁香。

用采收季节命名：在夏至时节生长的半夏、在夏天枯萎的夏枯草。

用药物功效命名：防风就是专门治疗头风（头痛）的，益母草专治妇科病。

用药物来源命名：葛（gé）根是野葛的根，莲子是莲花的种子。

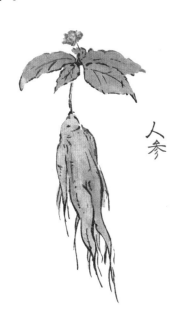

人参

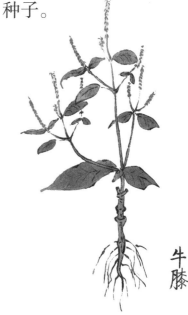

牛膝

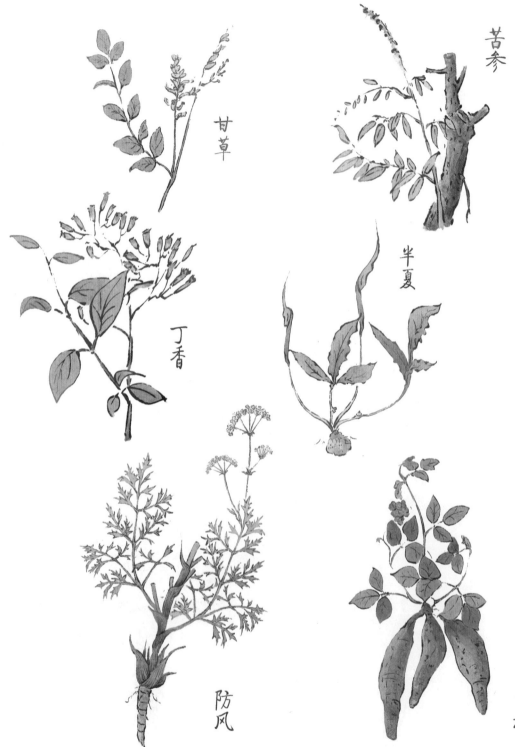

苦参

甘草

半夏

丁香

防风

葛根

著名中医及典故

《省心录·论医》中指出："无恒德者，不可以作医。"意思是说，没有好德行的人，不可以从事医务工作。

《医门法律》开篇序言第一句便是："医之为道大矣，医之为任重矣。"更是表明了医学作为一门学问和医生作为一份职业的重大意义。

一名合格的医生不仅需要经过多年的学习，通过大量的实践来获得高超的医术，还需要极大的耐心和崇高的品德来施行医术。

医生的工作时间是不确定的，有时候，即使你正在吃饭，如果有人来看病，你也得赶紧放下碗筷。医生的治病方式也多种多样，为了让病人恢复健康，有时还要观察尿液，闻嗅粪便，割除腐肉，划破脓包……这样的工作真的不是所有人都能承受的。

我国历史上出现了很多著名的中医医生，比如董奉、扁鹊、华佗、张仲景、皇甫谧、孙思邈、李时珍，等等，他们的事迹名垂青史，这不仅与他们高超的医术有关，也与他们高尚的品德有关。在这里，我们重点介绍一些历史上极负盛名的中医医生，以及彰显他们高超医术和高尚医德的故事。

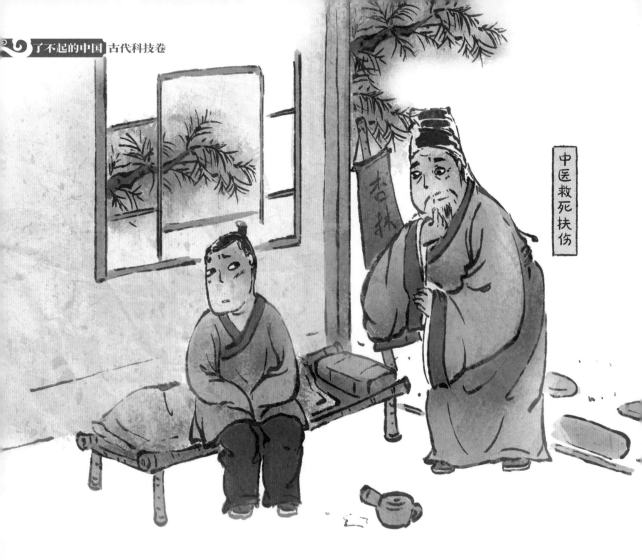

中医救死扶伤

"杏林"由来

我国古人对许多行业领域都有代称，记住这些代称可以帮助小朋友更好地理解文义。

比如"杏坛"代指教育事业，传说孔子周游列国，传道授业主要在杏坛之上，宋人有诗云："双杏坛前花自春，登坛宛见仲尼心。"说的就是人们对教育家孔子的景仰。

和"杏坛"非常相似的是"杏林"，"杏林"是中医行业的代称，其来历与三国时期一位叫董奉的名医有关。他不仅医术高明，治好了许多疑难杂症，而且他的故事充满传奇色彩。《神仙传》里详细记载了这段杏林传说：

董奉隐居在庐山之中，很多病人慕名前去。董奉看病从不收取医药费，只是有一条规则：得了重病被治好的，要在他的居所旁栽种五棵杏树；得了小病被治好的，则栽种一棵杏树。就这样很多年过去了，山里大约长了十万余株杏树，野兽们也愿意到杏林里玩耍嬉闹，仿佛耕耘一般，除草施肥，使得杏树果实累累。

董奉不用大家给他种的杏树赚钱，只是用杏子换一些粮食，维持温饱。这样的行为在古人心中是很高尚的，所以大多数人都能按他的交易原则来做。即使有个别人不守规则，董奉也不会去跟他们计较，但那些在杏林里玩耍的野兽们可不答应。曾经有人拿的杏子多，送的粮食少，就有三四头猛虎在后头追着咬他，那人吓得夺路而逃，杏子也撒落了不少，到家中一看，剩下的杏和送出去的粮食是一样多的。

董奉在杏林行医的美德被人们广为传颂，后来，杏林就成为中医行业的代名词。

扁鹊

《史记》里记载："扁鹊者，勃海郡郑人也，姓秦氏，名越人。"扁鹊生活在战国时期，距今两千多年，他的名字屡屡出现在典籍中，留下了大量传奇故事。

扁鹊少年时拜了一个叫长桑君的人为师，学习医术，尽得真传，于是年纪轻轻就有了非常丰富的医学知识，医术炉火纯青。扁鹊在列国行医，不仅给王公贵族治病，也给平民百姓诊治，被人们所敬爱。扁鹊医术高超，总结了中医的四诊法——望、闻、问、切，留下了许多宝贵的医学经验，为中医的发展奠定了基础。当时的人们就用神话中黄帝的神医"扁鹊"来称呼他，久而久之，人们已经不记得

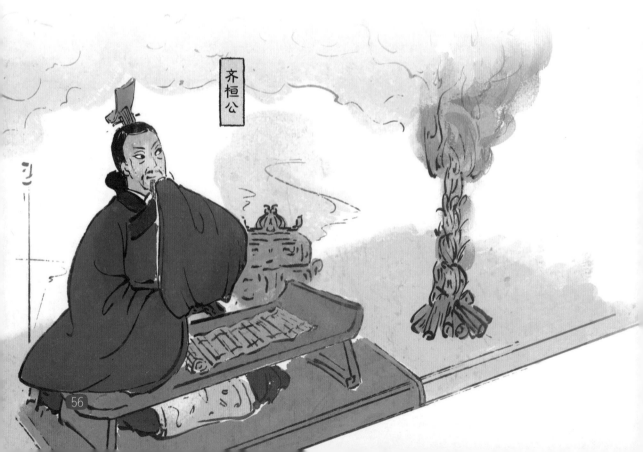

他真正的姓名，都以为他就叫扁鹊。

前面我们介绍了扁鹊见蔡桓公的故事。这个故事实际上有两个版本，《史记》里记载的是见齐桓公，人物不同，但具体内容差不多。通过这个故事，我们可以知道，扁鹊是受当时君主重用的名医。

"起死回生"

一次，扁鹊路过虢（guó）国，听闻虢国的太子突然死了，他马上赶到宫门口，询问了知情者中庶子（官名，战国时掌管公族事务的官）。在中庶子向扁鹊详细描述了太子的病状后，扁鹊便问："太子死了多久了？"中庶子说："早上鸡鸣的时候死的。"扁鹊又问："收葬了吗？"中庶子回答说："还没有，死了不到半日。"扁鹊马上叫中庶子去向虢国国君介绍自己，说能使太子活过来。中庶子以为扁鹊在开玩笑，扁

鹊便给他讲了一通自己的分析，并对中庶子说："如果你还不信，就去诊视一下太子，听听他耳朵里是不是还有杂音，仔细看他的鼻翼是不是还在翕（xī）动，顺着大腿摸一摸，是不是还温着。"中庶子听得目瞪口呆，马上跑到国君那里去汇报。

虢国国君早就听说过扁鹊的大名，听了中庶子的话赶忙迎出来，请扁鹊救儿子一命。扁鹊解释了一下太子的病症，这种病叫"尸厥（jué）"，是

像死了一样的深度昏迷。

扁鹊先让弟子子阳用针灸的方法，在太子头顶的百会穴上扎针，过了一会儿，太子果然苏醒了；扁鹊又让弟子子豹用药热敷太子的腋下，太子就能坐起来了；扁鹊又给太子开了方子，按方服药二十天之后，太子恢复如初。

此后，天下人都认为扁鹊有起死回生的本领。

虢国太子起死回生

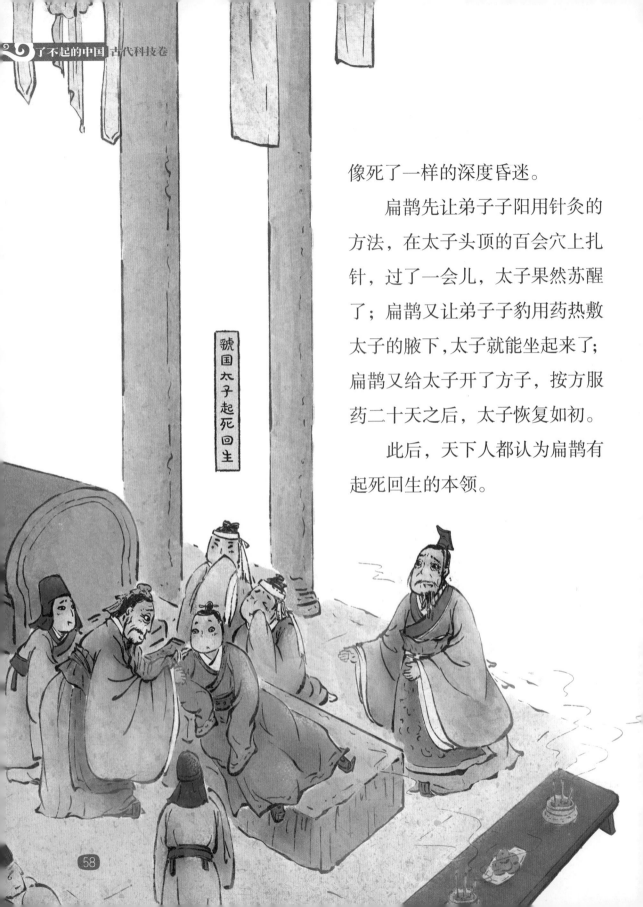

扁鹊与赵简子

扁鹊的切脉功夫特别棒。有一天，晋国的大官赵简子突然晕倒在地，人们不明原因，赶忙请来了扁鹊。扁鹊给他号脉，判断赵简子没病，不出三天一定会醒。果然，两天半之后，赵简子就醒来了。

扁鹊切脉的功夫被司马迁记录下来："至今天下言脉者，由扁鹊也。"

✿ 华佗

华佗，字元化，东汉时期沛国谯（qiáo）县人，就是今天的安徽亳（bó）州人。华佗是有名的神医，史书上对他生于什么样的家庭、跟谁学习医术都没有记载，只知道他一出场医术就十分高超。

华佗行医足迹遍及今安徽、山东、河南等多个地方，帮助许多人解除了病痛，为世人所称颂。也因为他大胆地开创了外科手术，后人将其称为"外科圣手""外科鼻祖"。

到了现代，人们依然铭记华佗，将一些医术高超的医生称为"华佗再世""元化重生"。

麻沸散

华佗开创了外科手术，可是古代没有麻醉剂，华佗是怎么做手术的呢？原来，他发明了一种药，叫"麻沸散"。病人在手术前，将这种药用酒和着饮下，就迷迷糊糊，如同大醉一样失去了知觉。可惜，随着华佗的去世，麻沸散也失传了。

仁心仁术

华佗是一位有良心的医生，史书上有很多记载，都是他在给普通人无偿治病。

有一天，华佗正在行路，遇见一个人正痛苦地呻吟，华佗就主动去给那人看病，他让人去路边一家卖饼的饭馆，买来三升醋和蒜泥，那病人喝下以后，吐出一条"蛇"（寄生虫），病就好了。病人把这条"蛇"悬挂在车边，想去华佗的家里拜谢。华佗还没回家，他的小儿子在外面玩，看到来客的车前挂着一条"蛇"，就笑嘻嘻地说："你们一定是遇见我父亲了。"来的人正奇怪，到华佗家里一看，墙上挂了十来条这样的"蛇"，都是被华佗救过的人吐出来的。

看，华佗没收出诊费，也没开什么昂贵的药，既治好了病，又减轻了病者的家庭负担，真是难得的好医生。

华佗的预言

华佗被称为神医，不仅因为他医术高明，而且还因为他能预知生死。

有个人叫陈登，是广陵太守，他得了一种病，心烦，面红，还

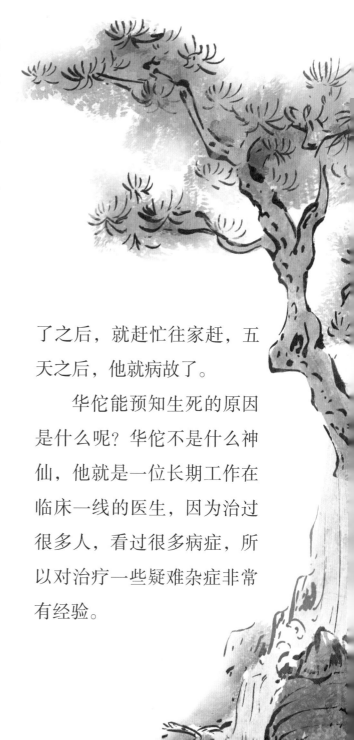

吃不下饭。陈登请来华佗给他看病，诊断的病因是陈登的肚子里有好几升虫，应该是吃了生的带寄生虫的水产品。华佗给陈登喝了一种药，一会儿工夫，陈登就开始吐虫，吐完之后，病也好了。陈登非常感谢华佗，但华佗说："你不要太高兴，你这个病三年后还得犯，到时如果没有良医给你治，你必死无疑。"真如华佗所说，三年之后，陈登旧病复发，但华佗又不在身边，结果不治而死。

还有一个人叫梅平，在回家的路上巧遇华佗。华佗给他号脉之后对他说："你这病现在治已经晚了，如果早点让我治的话，不会像现在这样严重。你赶快回家和家人团聚吧，珍惜最后的五天时光。"梅平听了之后，就赶忙往家赶，五天之后，他就病故了。

华佗能预知生死的原因是什么呢？华佗不是什么神仙，他就是一位长期工作在临床一线的医生，因为治过很多人，看过很多病症，所以对治疗一些疑难杂症非常有经验。

华佗之死

曹操的头痛病很严重，他知道华佗是个神医，便召华佗在身边医治，头痛一犯，华佗就为他针灸，头痛就好多了。

后来，曹操的权势越来越大，要求华佗只能给他一个人看病，不能为其他人医治。华佗思乡心切，也不想做官，便向曹操请假回家。曹操头痛病总犯，就多次催促华佗回来，可是华佗以妻子生病为由，就是拖延着不肯回到曹操那里。曹操派人去查，结果发现华佗的妻子是装病，一怒之下就把华佗关到狱里，并把他杀害了。

曹操杀华佗的时候，认为无非是杀了一个"鼠辈"，但后来，他再也没找到这么好的医生。据说，华佗死后，曹操最喜爱的儿子曹冲生了重病，也没有良医治疗，最后很遗憾地死去了。

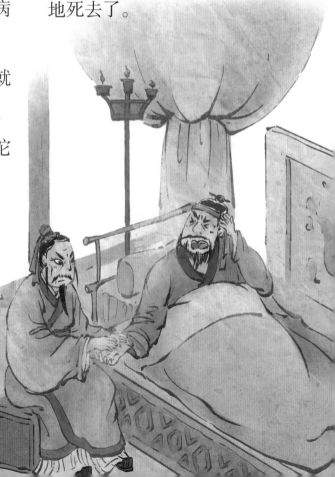

华佗医曹操

张仲景

张仲景，名机，字仲景，是东汉末年人，因为曾经做过长沙太守，也被后人称为"张长沙"。同时，张仲景在中医领域有很高的地位，被尊为"医圣"，他的《伤寒杂病论》是中医经典著作。

《伤寒杂病论》

《伤寒杂病论》书名中的"伤寒"指的是外感病，也包括传染病。在张仲景生活的时代，战乱频仍，老百姓不是死于战争，就是死于传染病，而战争和传染病往往又是并生的。

"杂病"是人的内部因素导致的病症，一般由情志、饮食失衡两个因素引起。

张仲景做太守的时候，平常处理政务，每逢初一、十五就在官府的大堂上给老百姓治病，所以此后人们管在固定场所行医的医生叫"坐堂医"。

后来，张仲景连太守也不做了，专门研究怎么治病救人，他"勤求古训，博采众方"，又结合大量临床实践，总结了大量治法和经验，收集了许多经方，著成《伤寒杂病论》一书，奠定了中医临床学的基础。

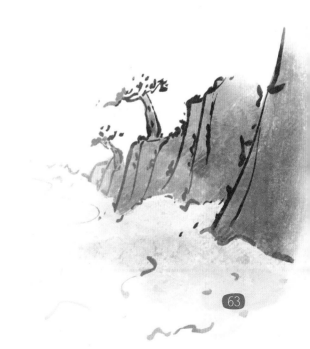

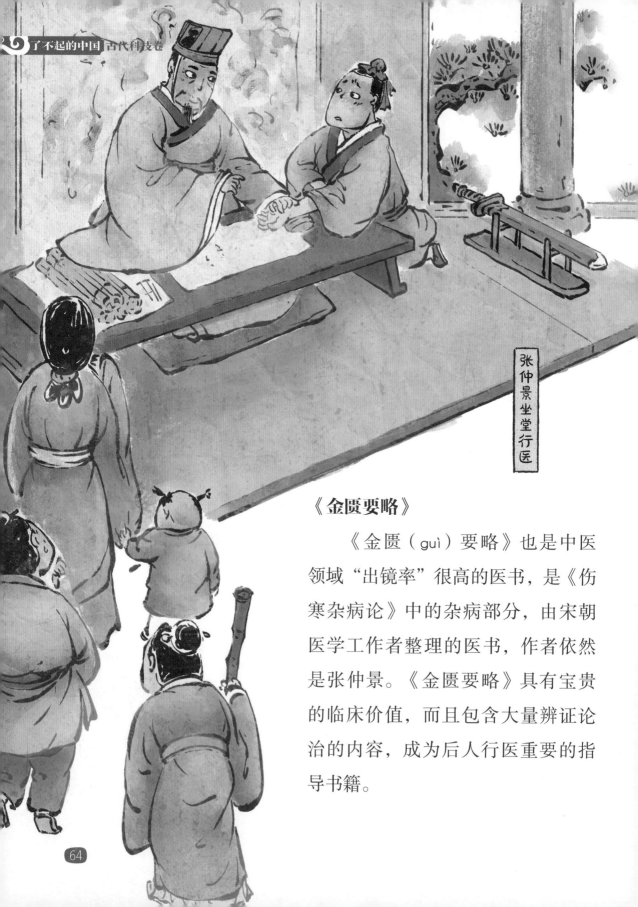

张仲景坐堂行医

《金匮要略》

《金匮（guì）要略》也是中医领域"出镜率"很高的医书，是《伤寒杂病论》中的杂病部分，由宋朝医学工作者整理的医书，作者依然是张仲景。《金匮要略》具有宝贵的临床价值，而且包含大量辨证论治的内容，成为后人行医重要的指导书籍。

不慕名利

张仲景有当官的条件，却不愿当官，而是选择去当一个那时候没什么社会地位的医生，这是为什么呢？

在《伤寒杂病论》这本书里，我们可以了解张仲景的想法。他说："余每览越人入虢之诊，望齐侯之色，未尝不慨然叹其才秀也。怪当今居世之士，曾不留神医药，精究方术，上以疗君亲之疾，下以救贫贱之厄，中以保身长全，以养其生。但竞逐荣势，企踵（zhǒng）权豪，孜（zī）孜汲（jí）汲，惟名利是务，崇饰其末，忽弃其本，华其外而悴其内，皮之不存，毛将安附焉？"

张仲景仰慕那些著名的医学大家，比如扁鹊望见齐桓公的样子，就能判断病情，这实在是太让人赞叹了。一个人如果能精通医理，行走在街头巷尾，解救人民疾苦，多好。相反如果去追求虚假的荣华富贵，唯利是图，这不是忘却了初心，忘却了人的根本吗？皮之不存，毛将焉附啊！

张仲景将权势、地位、财富视为身外之物，怜悯百姓，怀有一颗慈悲之心，这样一个有高尚情怀的人，值得后世作为学习的楷模。

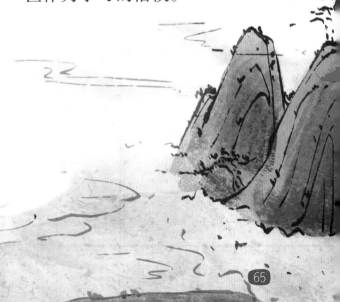

王粲的眉毛

汉末建安年间有七位非常有才华的文人，被称为"建安七子"，其中有一位叫王粲（càn），文学造诣很高，与七步成诗的曹植并称"曹王"。

据说王粲在年轻的时候，有一天遇到了张仲景。张仲景一见他就哎呀一声，说道："你这个小伙子有病啊，如果不治疗的话，二十年后眉毛就会掉光了，等眉毛掉光后再过半年，你就死定了。"王粲听了挺不高兴。张仲景一心治病救人，就给了王粲一种药，叫"五石汤"，也没有收药费。可是王粲觉得自己没病，就没吃药，该干吗干吗去了。三天之后，张仲景又遇见了王粲，赶忙问他吃没吃药。王粲支支吾吾地说吃了。张仲景说不对啊，你要是吃了，现在病就该好了啊。张仲景又再三劝说，可是王粲就是没往心里去。二十年之后，王粲真的掉光了眉毛，又过了半年，他真的死去了。

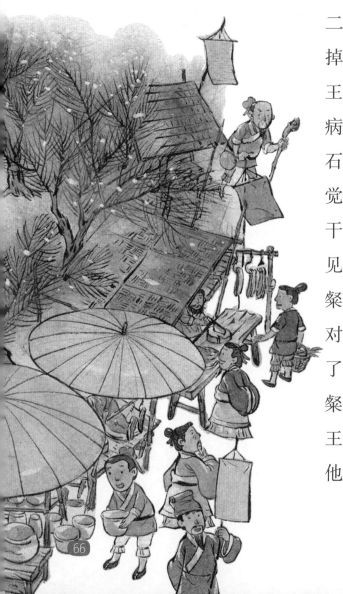

皇甫谧

皇甫谧（mì），字士安，是魏晋时期著名的医学家、学者，他的曾祖父是东汉的太尉皇甫嵩。他小时候不喜欢学习，据《晋书·皇甫谧传》记载："年二十，不好学，游荡无度，或以为痴。"直到二十岁时仍然不学无术、整日游荡。后来，在叔母的教导下，皇甫谧醒悟过来，开始奋发读书，并给自己取名"玄晏先生"。可是好景不长，中年时期的他患上风痹（bì）症，这是一种由风、寒、湿等引起的肢体疼痛或麻木的病，于是，他开始攻读医学。

《甲乙经》

《甲乙经》是皇甫谧的代表作品，全称《黄帝三部针灸甲乙经》，也称《针灸甲乙经》，简称《甲乙经》。共分十二卷，是皇甫谧根据《素问》《针经》《明堂孔穴针灸治要》等书著成的，在总结和整理前人医学成就的基础上，对针灸学进行科学分类。书里概括了脏腑、经络和临床治疗等内容，并且详细记载了人体全身六百四十九个经穴部位，从中也可以看到他丰富且宝贵的临床经验。这本书是我国现存最早的一部针灸学专著，在针灸学史上有着很高的地位，而皇甫谧也被后人誉为"针灸鼻祖"。

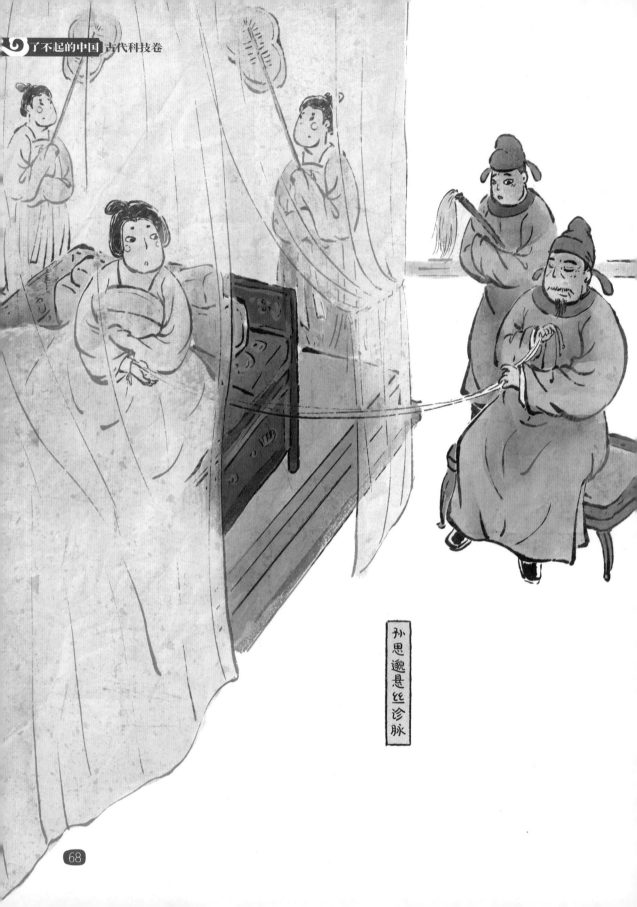

孙思邈悬丝诊脉

孙思邈

"降龙伏虎，拯衰救危。巍巍堂堂，百代之师。"这是唐太宗李世民对孙思邈的赞扬。孙思邈是唐代人，据说活了一百多岁，他做了什么能得到皇帝如此的赞扬呢？

相传孙思邈救了皇后。

李世民的皇后怀胎十月，可是孩子就是生不下来，御医们束手无策，眼看大人和孩子都有危险。这个时候大臣徐世绩举荐了民间医生孙思邈。孙思邈进宫后，了解了病情，却因为受礼法限制，只能悬丝诊脉——就是不能用手把脉，而是隔得很远，把丝线的一头系到皇后的手腕上来号脉。这没有难倒孙思邈，他悬丝诊脉之后，用针刺了皇后的指尖，然后就走了。人还没走出宫门，孩子就生出来了。其实，孙思邈悬丝诊脉只是遵守宫廷礼仪，并不能真的获取病人的脉象。孙思邈在诊病前已经通过皇后贴身的宫女、产婆了解了病情，也一定看过之前御医们对皇后的脉象留的记录，才能对症施治。不过他能医别人不能医、治别人治不好的病，说明他真的是医术高超。

因为救治皇后和皇子有功，唐太宗要他掌管太医院，孙思邈没有接受，唐太宗便写了上面那首诗，刻在石头上，放在孙思邈家所在的山上，又改山名为"药王山"，尊孙思邈为"百代之师"。

《千金方》

孙思邈给世人留下的最宝贵的财富就是《千金方》。《千金方》是孙思邈所著《备急千金要方》和《千金翼方》的合称，因为药方治病救人，胜似千金，所以得名。《千金方》里包含对医德的论述及几千个方、论，被誉为中医学的百科全书。

☁ 李时珍

李时珍是明朝著名医学家、药学家，被称为"医中之圣"。他出生于湖北，家里三代行医，是中医世家。

不畏权贵

李时珍很有骨气，不畏权贵。他在家行医时，总有官员邀约。据说有一年的除夕夜，一个在州里工作的小吏很不客气地来请他，说州官老爷叫他。李时珍明白，这一定是大过年的，州官想得到一副长命百岁的方子，李时珍便提笔写了一张方子，让小吏带回去。州官高高兴兴地展开一看，上面写着："千年陈谷酒，万载不老姜，隔河杨搭柳，六月瓦上霜，各十钱，连服三万七千年。"写的都是根本没有的东西和做不到的事，把州官气了个半死。

《本草纲目》

李时珍生活的时代，本草医书记载混乱，错漏百出。李时珍便发愿重修本草医书。他用了十八年进行野外考察，亲自去鉴定药材，又用了十年时间，撰写和修改手稿，终于完成了《本草纲目》。《本草纲目》共分五十二卷，收录了一千八百余种药材、一千一百多幅图和一万一千多个药方，是一本真正的医药学巨著。

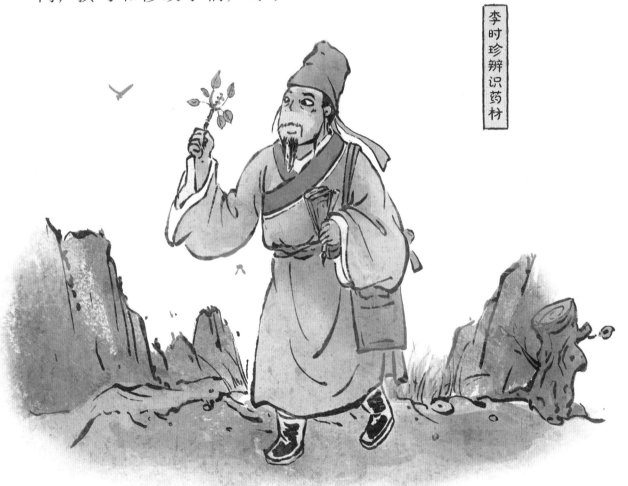

李时珍辨识药材